SYNDICAT PROFESSIONNEL DES USINES D'ÉLECTRICITÉ

LOI DU 24 JUILLET 1867

SUR LES SOCIÉTÉS

avec les modifications apportées par la loi
du 1er Août 1893.

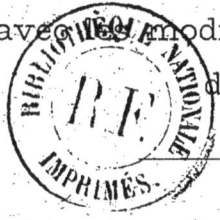

NOTE

concernant les droits à acquitter sur les Actions et Obligations

DES SOCIÉTÉS

COMPAGNIES ET ENTREPRISES FRANÇAISES

ET SUR LES EMPRUNTS DE TOUTE NATURE DES SOCIÉTÉS

PAR ACTIONS

LILLE
IMPRIMERIE LEFEBVRE-DUCROCQ
—
1900

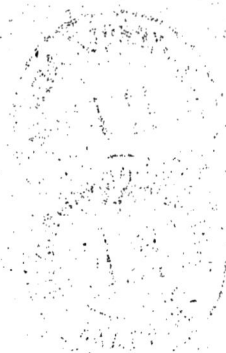

LOI DU 24 JUILLET 1867

SUR LES SOCIÉTÉS

avec les modifications apportées par la loi du 1er août 1893.

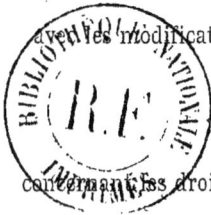

NOTE

concernant les droits à acquitter sur les Actions et Obligations

DES SOCIÉTÉS

COMPAGNIES ET ENTREPRISES FRANÇAISES

ET SUR LES EMPRUNTS DE TOUTE NATURE DES SOCIÉTÉS

PAR ACTIONS

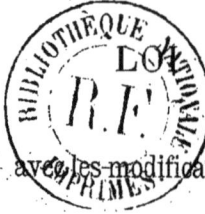

LOI DU 24 JUILLET 1867
SUR LES SOCIÉTÉS

avec les modifications apportées par la loi du 1er Août 1893.

Les additions et modifications apportées par la loi du 1er août 1993
sont indiquées en caractères italiques.

TITRE PREMIER

Des Sociétés en commandites par Actions.

ARTICLE PREMIER. — Les Sociétés en commandite ne peuvent diviser leur capital en actions ou coupures d'actions de moins de *vingt-cinq francs*, lorsque ce capital n'excède pas deux cent mille francs, et de moins de *cent francs,* lorsqu'il est supérieur.

Elles ne peuvent être définitivement constituées qu'après la souscription de la totalité du capital social et le versement *en espèces*, par chaque actionnaire, *du montant des actions ou coupures d'actions souscrites par lui, lorsqu'elles n'excèdent pas vingt-cinq francs, et du quart au moins des actions lorsqu'elles sont de cent francs et au-dessus.*

Cette souscription et ces versements sont constatés par une déclaration du gérant dans un acte notarié.

A cette déclaration sont annexés la liste des souscripteurs, l'état des versements effectués, l'un des doubles de l'acte de société s'il est sous seing privé, et une expédition s'il est notarié et s'il a été passé devant un notaire autre que celui qui a reçu la déclaration.

L'acte sous seing privé, quel que soit le nombre des associés, sera fait en double original, dont l'un sera annexé, comme il est dit au paragraphe qui précède, à la déclaration de souscription du capital et de versement du quart, et l'autre restera déposé au siège social.

ART. 2. — Les actions ou coupures d'actions sont négociables après le versement du quart.

ART. 3. — *Les Actions sont nominatives jusqu'à leur entière libération. Les actions représentant des apports devront toujours être intégralement libérées au moment de la constitution de la société.*

Ces actions ne peuvent être détachées de la souche et ne sont négociables que deux ans après la constitution définitive de la société.

Pendant ce temps, elles devront, à la diligence des administrateurs, être frappées d'un timbre indiquant leur nature et la date de cette constitution.

Les titulaires, les cessionnaires intermédiaires et les souscripteurs sont tenus solidairement du montant de l'action.

Tout souscripteur ou actionnaire qui a cédé son titre cesse, deux ans après la cession, d'être responsable des versements non encore appelés.

ART. 4. — Lorsqu'un associé fait un apport qui ne consiste pas en numéraire, ou stipule à son profit des avantages particuliers, la première assemblée générale fait apprécier la valeur de l'apport ou la cause des avantages stipulés.

La société n'est définitivement constituée qu'après l'approbation de l'apport ou des avantages, donnée par une autre assemblée générale, après une nouvelle convocation.

La seconde assemblée générale ne pourra statuer sur l'approbation de l'apport ou des avantages, qu'après un rapport qui sera imprimé et tenu à la disposition des actionnaires, cinq jours au moins avant la réunion de cette assemblée.

Les délibérations sont prises par la majorité des actionnaires présents. Cette majorité doit comprendre le quart des actionnaires et représenter le quart du capital social en numéraire.

Les associés qui ont fait l'apport ou stipulé des avantages particuliers soumis à l'appréciation de l'assemblée n'ont pas voix délibérative.

A défaut d'approbation, la société reste sans effet à l'égard de toutes les parties.

L'approbation ne fait pas obstable à l'exercice ultérieur de l'action qui peut être intentée pour cause de dol ou de fraude.

Les dispositions du présent article relatives à la vérification de l'apport qui ne consiste pas en numéraire, ne sont pas applicables au cas où la société, à laquelle est fait ledit apport, est formée entre ceux seulement qui en étaient propriétaires par indivis.

Art. 5. — Un conseil de surveillance, composé de trois actionnaires au moins, est établi dans chaque société en commandite par actions.

Ce conseil est nommé par l'assemblée générale des actionnaires immédiatement après la constitution définitive de la société et avant toute opération sociale.

Il est soumis à la réélection aux époques et suivant les conditions déterminées par les statuts.

Toutefois le premier conseil n'est nommé que pour une année.

Art. 6. — Ce premier conseil doit, immédiatement après sa nomination, vérifier si toutes les dispositions contenues dans les articles qui précèdent ont été observées.

Art. 7. — Est nulle et de nul effet à l'égard des intéressés, toute société en commandite par actions constituée contrairement aux prescriptions des articles 1er, 2, 3, 4 et 5 de la présente loi.

Cette nullité ne peut être opposée aux tiers par les associés.

Art. 8. — Lorsque la société est annulée, aux termes de l'article précédent, les membres du premier conseil de surveillance peuvent être déclarés responsables, avec le gérant, du dommage résultant, pour la société ou pour les tiers, de l'annulation de la société.

La même responsabilité peut être prononcée contre ceux des associés dont les apports ou les avantages n'auraient pas été vérifiés et approuvés conformément à l'article 4 ci-dessus.

L'action en nullité de la société ou des actes et délibérations postérieurs à sa constitution n'est plus recevable lorsque, avant l'introduction de la demande, la cause de nullité a cessé d'exister. L'action en responsabilité, pour les faits dont la nullité résultait, cesse également d'être recevable lorsque, avant l'introduction de la demande, la cause de nullité a cessé d'exister, et en outre que trois ans se sont écoulés depuis le jour où la nullité était encourue.

Si, pour couvrir la nullité, une assemblée général devait être convoquée, l'action en nullité ne sera plus recevable à partir de la date de la convocation régulière de cette assemblée.

Ces actions en nullité contre les actes constitutifs des sociétés sont prescrites par dix ans.

Cette prescription ne pourra toutefois être opposée avant l'expiration des dix années qui suivront la promulgation de la présente loi.

Art. 9. — Les membres du conseil de surveillance n'encourent aucune responsabilité en raison des actes de de la gestion et de leurs résultats.

Chaque membre du conseil de surveillance est responsable de ses fautes personnelles, dans l'exécution de son mandat, conformément aux règles du droit commun.

Art. 10. — Les membres du conseil de surveillance vérifient les livres, la caisse, le portefeuille et les valeurs de la société.

Ils font, chaque année, à l'assemblée générale, un

rapport dans lequel ils doivent signaler les irrégularités et inexactitudes qu'ils ont reconnues dans les inventaires, et constater, s'il y a lieu, les motifs qui s'opposent aux distributions des dividendes proposés par le gérant.

Aucune répétition de dividendes ne peut être exercée contre les actionnaires, si ce n'est dans le cas où la distribution en aura été faite en l'absence de tout inventaire ou en dehors des résultats constatés par l'inventaire.

L'action en répétition, dans le cas où elle est ouverte, se prescrit par cinq ans, à partir du jour fixé pour la distribution des dividendes.

Les prescriptions commencées à l'époque de la promulgation de la présente loi, et pour lesquelles il faudrait encore, suivant les lois anciennes, plus de cinq ans, à partir de la même époque, seront accomplies par ce laps de temps.

Art. 11. — Le conseil de surveillance peut convoquer l'assemblée générale et, conformément à son avis, provoquer la dissolution de la société.

Art. 12. — Quinze jours au moins avant la réunion de l'assemblée générale, tout actionnaire peut prendre par lui ou par un fondé de pouvoirs, au siège social, communication du bilan, des inventaires et du rapport du conseil de surveillance.

Art. 13. — L'émission d'actions ou de coupures d'actions d'une société constituée contrairement aux prescriptions des articles 1er, 2 et 3 de la présente loi, est punie d'une amende de cinq cents à dix mille francs.

Sont punis de la même peine :

Le gérant qui commence les opérations sociales avant l'entrée en fonctions du conseil de surveillance ;

Ceux qui, en se présentant comme propriétaires d'actions ou de coupures d'actions qui ne leur appartiennent pas, ont créé frauduleusement une majorité factice dans une assemblée générale, sans préjudice de tous dommages-intérêts, s'il y a lieu, envers la société ou envers les tiers ;

Ceux qui ont remis les actions pour en faire l'usage frauduleux ;

Dans les cas prévus par les deux paragraphes précédents, la peine de l'emprisonnement de quinze jours à six mois peut, en outre, être prononcée.

Art. 14. — La négociation d'actions dont la valeur ou la forme serait contraire aux dispositions des articles 1er, 2 et 3 de la présente loi, ou par lesquelles le versement du quart n'aurait pas été effectué conformément à l'article 2 ci-dessus, est punie d'une amende de cinq cents à dix mille francs.

Sont punies de la même peine toute participation à ces négociations, et toute publication de la valeur desdites actions.

Art. 15. — Sont punis des peines portées par l'article 405 du Code pénal, sans préjudice de l'application de cet article à tous les faits constitutifs du délit d'escroquerie :

1° Ceux qui, par simulation de souscriptions ou de versements ou par publication, faite de mauvaise foi, de souscriptions ou de versements qui n'existent pas, ou de tous autres faits faux, ont obtenu ou tenté d'obtenir des souscriptions ou des versements ;

2° Ceux qui, pour provoquer des souscriptions ou des versements, ont, de mauvaise foi, publié les noms de personnes désignées, contrairement à la vérité, comme étant ou devant être attachées à la société à un titre quelconque ;

3° Les gérants, qui en l'absence d'inventaires ou au moyen d'inventaires frauduleux, ont opéré entre les actionnaires la répartition de dividendes fictifs.

Les membres du conseil de surveillance ne sont pas civilement responsables des délits commis par le gérant.

Art. 16. — L'article 463 du Code pénal est applicable aux faits prévus par les trois articles qui précèdent.

Art. 17. — Des actionnaires représentant le vingtième au moins du capital social peuvent, dans un intérêt commun, charger à leurs frais un ou plusieurs mandataires de soutenir, tant en demandant qu'en défendant, une action contre les gérants ou contre les membres du conseil de surveillance, et de les représenter, en ce cas, en justice, sans préjudice de l'action que chaque actionnaire peut intenter individuellement en son nom personnel.

Art. 18.— Les sociétés antérieures à la loi du 17 juillet 1856, et qui ne se seraient pas conformées à l'article 15 de cette loi, seront tenues, dans un délai de six mois, de constituer un conseil de surveillance, conformément aux dispositions qui précèdent.

A défaut de constitution du conseil de surveillance dans le délai ci-dessus fixé, chaque actionnaire a le droit de faire prononcer la dissolution de la société.

Art. 19. — Les sociétés en commandite par actions antérieures à la présente loi, dont les statuts permettent la transformation en société anonyme autorisée par le gouvernement, pourront se convertir en société anonyme dans les termes déterminés par le titre II de la présente loi, en se conformant aux conditions stipulées dans les statuts pour la transformation.

Art. 20. — Est abrogée la loi du 17 juillet 1856.

TITRE II

Des Sociétés anonymes.

Art. 21. — A l'avenir, les sociétés anonymes pourront se former sans l'autorisation du Gouvernement.

Elles pourront, quel que soit le nombre des associés, être formées par un acte sous-seing privé fait en double original.

Elles seront soumises aux dispositions des articles 29,

3o, 32, 33, 34 et 36 du Code de commerce et aux dispositions contenues dans le présent titre.

ART. 22. — Les sociétés anonymes sont administrées par un ou plusieurs mandataires à temps, révocables, salariés ou gratuits, pris parmi les associés.

Ces mandataires peuvent choisir parmi eux un directeur, ou, si les statuts le permettent, se substituer un mandataire étranger à la société et dont ils sont responsables envers elle.

ART. 23. — La société ne peut être constituée si le nombre des associés est inférieur à sept.

ART. 24. — Les dispositions des articles 1er, 2, 3 et 4 de la présente loi sont applicables aux sociétés anonymes.

La déclaration imposée au gérant par l'article 1er est faite par les fondateurs de la société anonyme ; elle est soumise, avec les pièces à l'appui, à la première assemblée générale, qui en vérifie la sincérité.

ART. 25. — Une assemblée générale est, dans tous les cas, convoquée, à la diligence des fondateurs, postérieurement à l'acte qui constate la souscription du capital social et le versement du quart du capital, qui consiste en numéraire. Cette assemblée nomme les premiers administrateurs ; elle nomme également, pour la première année, les commissaires institués par l'article 32 ci-après.

Ces administrateurs ne peuvent être nommés pour plus de six ans ; ils sont rééligibles, sauf stipulation contraire.

Toutefois, ils peuvent être désignés par les statuts, avec stipulation formelle que leur nomination ne sera point soumise à l'approbation de l'assemblée générale. En ce cas, ils ne peuvent être nommés pour plus de trois ans.

Le procès-verbal de la séance constate l'acceptation des administrateurs et des commissaires présents à la réunion.

La société est constituée à partir de cette acceptation.

ART. 26. — Les administrateurs doivent être propriétaires d'un nombre d'actions déterminé par les statuts.

Ces actions sont affectées en totalité à la garantie de tous les actes de la gestion, même de ceux qui seraient exclusivement personnels à l'un des administrateurs.

Elles sont nominatives, inaliénables, frappées d'un timbre indiquant l'inaliénabilité et déposées dans la caisse sociale.

ART. 27. — Il est tenu, chaque année au moins, une assemblée générale à l'époque fixée par les statuts. Les statuts déterminent le nombre d'actions qu'il est nécessaire de posséder, soit à titre de propriétaire, soit à titre de mandataire, pour être admis dans l'assemblée, et le nombre de voix appartenant à chaque actionnaire, eu égard au nombre d'actions dont il est porteur.

Tous propriétaires d'un nombre d'actions inférieur à celui déterminé pour être admis dans l'assemblée pourront se réunir pour former le nombre nécessaire et se faire représenter par l'un deux.

Néanmoins, dans les assemblées générales appelées à vérifier les apports, à nommer les premiers administrateurs et à vérifier la sincérité de la déclaration des fondateurs de la société, prescrite par le deuxième paragraphe de l'article 24, tout actionnaire, quel que soit le nombre des actions dont il est porteur, peut prendre part aux délibérations avec le nombre de voix déterminé par les statuts, sans qu'il puisse être supérieur à dix.

ART. 28. — Dans toutes les assemblées générales, les délibérations sont prises à la majorité des voix.

Il est tenu une feuille de présence ; elle contient les noms et domiciles des actionnaires et le nombre d'actions dont chacun d'eux est porteur.

Cette feuille, certifiée par le bureau de l'assemblée, est déposée au siège social et doit être communiquée à tout requérant.

ART. 29. — Les assemblées générales qui ont à délibérer dans des cas autres que ceux qui sont prévus par les deux articles qui suivent, doivent être composées d'un nombre d'actionnaires représentant le quart au moins du capital social.

Si l'assemblée générale ne réunit pas ce nombre, une nouvelle assemblée est convoquée dans les formes et avec les délais prescrits par les statuts et elle délibère valablement, quelle que soit la portion du capital représenté par les actionnaires présents.

ART. 30. — Les assemblées qui ont à délibérer sur la vérification des apports, sur la nomination des premiers administrateurs, sur la sincérité de la déclaration faite par les fondateurs, aux termes du paragraphe 2 de l'article 24, doivent être composées d'un nombre d'actionnaires représentant la moitié au moins du capital social.

Le capital social, dont la moitié doit être représentée pour la vérification de l'apport, se compose seulement des apports non soumis à la vérification.

Si l'assemblée générale ne réunit pas un nombre d'actionnaires représentant la moitié du capital social, elle ne peut prendre qu'une délibération provisoire. Dans ce cas, une nouvelle assemblée générale est convoquée. Deux avis publiés à huit jours d'intervalle, au moins un mois à l'avance, dans l'un des deux journaux désignés pour recevoir les annonces légales, font connaître aux actionnaires les résolutions provisoires adoptées par la première assemblée, et ces résolutions deviennent définitives si elles sont approuvées par la nouvelle assemblée composée d'un nombre d'actionnaires représentant le cinquième au moins du capital social.

ART. 31. — Les assemblées qui ont à délibérer sur des modifications aux statuts ou sur des propositions de continuation de la société au-delà du terme fixé pour sa durée, ou de dissolution avant ce terme, ne sont régulièrement constituées et ne délibèrent valablement qu'autant qu'elles sont composées d'un nombre d'actionnaires représentant la moitié au moins du capital social.

Art. 32. — L'assemblée générale annuelle désigne un ou plusieurs commissaires, associés ou non, chargés de faire un rapport à l'assemblée générale de l'année suivante sur la situation de la société, sur le bilan et sur les comptes présentés par les administrateurs.

La délibération contenant approbation du bilan et des comptes est nulle, si elle n'a précédée du rapport des commissaires.

A défaut de nomination des commissaires par l'assemblée générale, ou en cas d'empêchement ou de refus d'un ou de plusieurs des commissaires nommés, il est procédé à leur nomination ou à leur remplacement par ordonnance du président du tribunal de commerce du siège de la société, à la requête de tout intéressé, les administrateurs dûment appelés.

Art. 33. — Pendant le trimestre qui précède l'époque fixée par les statuts pour la réunion de l'assemblée générale, les commissaires ont droit, toutes les fois qu'ils le jugent convenable, dans l'intérêt social, de prendre communication des livres et d'examiner les opérations de la société.

Ils peuvent toujours, en cas d'urgence, convoquer l'assemblée générale.

Art. 34. — Toute société anonyme doit dresser, chaque semestre, un état sommaire de sa situation active et passive.

Cet état est mis à la disposition des commissaires.

Il est, en outre, établi chaque année, conformément à l'article 9 du Code de commerce, un inventaire contenant l'indication des valeurs mobilières et immobilières et de toutes les dettes actives et passives de la société.

L'inventaire, le bilan et le compte des profits et pertes sont mis à la disposition des commissaires le quarantième jour, au plus tard, avant l'assemblée générale. Ils sont présentés à cette assemblée.

Art. 35. — Quinze jours au moins avant la réunion de l'assemblée générale, tout actionnaire peut prendre, au siège social, communication de l'inventaire et de la liste des actionnaires, et se faire délivrer copie du bilan résumant l'inventaire et du rapport des commissaires.

Art. 36. — Il est fait annuellement sur les bénéfices nets, un prélèvement d'un vingtième au moins, affecté à la formation d'un fonds de réserve.

Ce prélèvement cesse d'être obligatoire lorsque le fonds de réserve a atteint le dixième du capital social.

Art. 37. — En cas de perte des trois quarts du capital social, les administrateurs sont tenus de provoquer la réunion de l'assemblée générale de tous les actionnaires, à l'effet de statuer sur la question de savoir s'il y a lieu de prononcer la dissolution de la société.

La résolution de l'assemblée est, dans tous les cas, rendue publique.

A défaut par les administrateurs de réunir l'assemblée générale, comme dans le cas où cette assemblée n'aurait pu se constituer régulièrement, tout intéressé peut demander la dissolution devant les tribunaux.

Art. 38. — La dissolution peut être prononcée sur la demande de toute partie intéressée, lorsqu'un an s'est écoulé depuis l'époque où le nombre des actionnaires est réduit à moins de sept.

Art. 39. — L'article 17 est applicable aux sociétés anonymes.

Art. 40. — Il est interdit aux administrateurs de prendre ou de conserver un intérêt direct ou indirect dans une entreprise ou dans un marché fait avec la société ou pour son compte, à moins qu'ils n'y soient autorisés par l'assemblée générale.

Il est, chaque année, rendu à l'assemblée générale un compte spécial de l'exécution des marchés ou entreprises par elle autorisés, aux termes du paragraphe précédent.

ART. 41. — Est nulle et de nul effet à l'égard des intéressés toute société anonyme pour laquelle n'ont pas été observées les dispositions des articles 22, 23, 24 et 25 ci-dessus.

ART. 42. — Lorsque la nullité de la société ou des actes et délibérations a été prononcée aux termes de l'article précédent, les fondateurs auxquels la nullité est imputable et les administrateurs en fonction au moment où elle a été encourue, sont responsables solidairement envers les tiers *et les actionnaires du dommage résultant de cette annulation.*

La même responsabilité solidaire peut être prononcée contre ceux des associés dont les apports ou les avantages n'auraient pas été vérifiés et approuvés conformément à l'article 24.

L'action en nullité et celle en responsabilité en résultant sont soumises aux dispositions de l'article 8 ci-dessus.

ART. 43. — L'étendue et les effets de la responsabilité des commissaires envers la société sont déterminés d'après les règles générales du mandat.

ART. 44. — Les administrateurs sont responsables, conformément aux règles du droit commun, individuellement ou solidairement suivant les cas, envers la société ou envers les tiers, soit des infractions aux dispositions de la présente loi, soit des fautes qu'ils auraient commises dans leur gestion, notamment en distribuant ou en laissant distribuer sans opposition des dividendes fictifs.

ART. 45. — Les dispositions des articles 13, 14, 15

et 16 de la présente loi sont applicables en matière de sociétés anonymes, sans distinction entre celles qui sont actuellement existantes et celles qui se constitueront sous l'empire de la présente loi. Les administrateurs qui, en l'absence d'inventaireou au moyen d'inventaires frauduleux auront opéré des dividendes fictifs, seront punis de la peine qui est prononcée dans ce cas par le n° 3 de l'article 15 contre les gérants de sociétés en commandite.

Sont également applicables en matière de sociétés anonymes les dispositions des trois derniers paragraphes de l'article 10.

ART. 46. — Les sociétés anonymes actuellement existantes continueront à être soumises, pendant toute leur durée, aux dispositions qui les régissent.

Elles pourront se transformer en sociétés anonymes dans les termes de la présente loi, en obtenant l'autorisation du Gouvernement et en observant les formes prescrites pour la modification de leurs statuts.

ART. 47. — Les sociétés à responsabilité limitée pourront se convertir en sociétés anonymes dans les termes de la présente loi, en se conformant aux conditions stipulées pour la modification de leurs statuts.

Sont abrogés les articles 31, 37 et 40 du Code de commerce et la loi du 23 mai 1863, sur les sociétés à responsabilité limitée.

TITRE III

Dispositions particulières aux Sociétés à capital variable.

ART. 48. — Il peut être stipulé, dans les statuts de toute société, que le capital social sera susceptible d'augmentation par des versements successifs faits par les associés ou l'admission d'associés nouveaux, et de diminution par la reprise totale ou partielle des apports effectués.

Les sociétés dont les statuts contiendront la stipulation ci-dessus seront soumises, indépendamment des règles générales qui leur sont propres suivant leur forme spéciale, aux dispositions des articles suivants.

Art. 49. — Le capital social ne pourra être porté par les statuts constitutifs de la société au-dessus de la somme de deux cent mille francs.

Il pourra être augmenté par des délibérations de l'assemblée générale, prises d'année en année ; chacune des augmentations ne pourra être supérieure à deux cent mille francs.

Art. 5o. — Les actions ou coupures d'actions seront nominatives, même après leur entière libération.

Elles ne seront négociables qu'après la constitution définitive de la société.

La négociation ne pourra avoir lieu que par voie de transfert sur les registres de la société, et les statuts pourront donner, soit au conseil d'administration, soit à l'assemblée générale, le droit de s'opposer au transfert.

Art. 51. — Les statuts détermineront une somme au-dessous de laquelle le capital ne pourra être réduit par les reprises des apports autorisés par l'article 48.

Cette somme ne pourra être inférieure au dixième du capital social.

La société ne sera définitivement constituée qu'après le versement du dixième.

Art. 52. — Chaque associé pourra se retirer de la société lorsqu'il le jugera convenable, à moins de conventions contraires et sauf l'application du § 1er de l'article précédent.

Il pourra être stipulé que l'assemblée générale aura le droit de décider, à la majorité fixée pour la modification des statuts, que l'un ou plusieurs des associés cesseront de faire partie de la société.

L'associé qui cessera de faire partie de la société, soit par l'effet de sa volonté, soit par suite de décision de l'assemblée générale, restera tenu, pendant cinq ans, envers les associés et envers les tiers, de toutes les obligations existant au moment de sa retraite.

ART. 53. — La société, quelle que soit sa forme, sera valablement représentée en justice par ses administrateurs.

ART. 54. — La société ne sera point dissoute par la mort, la retraite, l'interdiction, la faillite ou la déconfiture de l'un des associés ; elle continuera de plein droit entre les autres associés

TITRE IV

Dispositions relatives à la publication des actes de Société.

ART. 55. — Dans le mois de la constitution de toute société commerciale, un double de l'acte constitutif, s'il est sous seing privé, ou une expédition, s'il est notarié, est déposé aux greffes de la justice de paix et du tribunal de commerce du lieu dans lequel est établie la société.

A l'acte constitutif des sociétés en commandite par actions et des sociétés anonymes sont annexées : 1° une expédition de l'acte notarié constatant la souscription du capital et le versement du quart; 2° une copie certifiée des délibérations prises par l'assemblée générale dans les cas prévus par les articles 4 et 24.

En outre, lorsque la société est anonyme, on doit annexer à l'acte constitutif la liste nominative, dûment certifiée, des souscripteurs, contenant les nom, prénoms, qualité, demeure et le nombre d'actions de chacun d'eux.

ART. 56. — Dans le même délai d'un mois, un extrait de l'acte constitutif et des pièces annexées est publié dans l'un des journaux désignés pour recevoir les annonces légales.

Il sera justifié de l'insertion par un exemplaire du journal certifié par l'imprimeur, légalisé par le maire et enregistré dans les trois mois de sa date.

Les formalités prescrites par l'article précédent et par le présent article seront observées, à peine de nullité, à l'égard des intéressés; mais le défaut d'aucune d'elles ne pourra être opposé aux tiers par les associés.

ART. 57. — L'extrait doit contenir les noms des associés autres que les actionnaires ou commanditaires ; la raison de commerce ou la dénomination adoptée par la société et l'indication du siège social ; la désignation des associés autorisés à gérer, administrer et signer pour la société ; le montant du capital social et le montant des valeurs fournies ou à fournir par les actionnaires ou commanditaires ; l'époque où la société commence, celle où elle doit finir et la date du dépôt fait aux greffes de la justice de paix et du tribunal de commerce.

ART. 58. — L'extrait doit énoncer que la société est en nom collectif ou en commandite simple, ou en commandite par actions, ou anonyme, ou à capital variable.

Si la société est anonyme, l'extrait doit énoncer le montant du capital social en numéraire et en autres objets, la quotité à prélever sur les bénéfices pour composer le fonds de réserve.

Enfin, si la société est à capital variable, l'extrait doit contenir l'indication de la somme au-dessous de laquelle le capital ne peut être réduit.

ART. 59. — Si la société a plusieurs maisons de commerce situées dans divers arrondissements, le dépôt prescrit par l'article 55 et la publication prescrite par l'article 56 ont lieu dans chacun des arrondissements où existent les maisons de commerce.

Dans les villes divisées en plusieurs arrondissements, le dépôt sera fait seulement au greffe de la justice de paix du principal établissement.

Art. 60. — L'extrait des actes et pièces déposés est signé, pour les actes publics, par le notaire, et, pour les actes sous-seing privé, par les associés, en nom collectif, par les gérants des sociétés en commandite ou par les administrateurs des sociétés anonymes.

Art. 61. — Sont soumis aux formalités et aux pénalités prescrites par les articles 55 et 56 :

Tous actes et délibérations ayant pour objet la modification des statuts, la continuation de la société au-delà du terme fixé pour sa durée, la dissolution avant ce terme et le mode de liquidation, tout changement ou retraite d'associés ou tout changement à la raison sociale.

Sont également soumises aux dispositions des articles 55 et 56 les délibérations prises dans les cas prévus par les articles 19, 37, 46, 47 et 49 ci-dessus.

Art. 62. — Ne sont pas assujettis aux formalités de dépôt et de publication les actes constatant les augmentations ou les diminutions du capital social opérées dans les termes de l'article 48, ou les retraites d'associés autres que les gérants ou administrateurs, qui auraient lieu conformément à l'article 52.

Art. 63. — Lorsqu'il s'agit d'une société en commandite par actions ou d'une société anonyme, toute personne a le droit de prendre communication des pièces déposées aux greffes de la justice de paix et du tribunal de commerce, ou même de s'en faire délivrer à ses frais expédition ou extrait par le greffier ou par le notaire détenteur de la minute.

Toute personne peut également exiger qu'il lui soit délivré au siège de la société une copie certifiée des statuts, moyennant paiement d'une somme qui ne pourra excéder un franc.

Enfin, les pièces déposées doivent être affichées d'une manière apparente dans les bureaux de la société.

Art. 64. — Dans tous les actes, factures, annonces, publications et autres publications *imprimées* ou *autographiées*, émanés des sociétés anonymes ou des sociétés en commandite par actions, la dénomination sociale doit toujours être précédée ou suivie immédiatement de ces mots, écrits lisiblement en toutes lettres : *Société anonyme* ou *Société en commandite par actions*, et de l'énonciation du montant du capital social.

Si la société a usé de la faculté accordée par l'article 48, cette circonstance doit être mentionnée par l'addition de ces mots : *à capital variable*.

Toute contravention aux dispositions qui précèdent est punie d'une amende de cinquante francs à mille francs.

Art. 65. — Sont abrogées les dispositions des articles 42, 43, 44, 45 et 46 du Code de commerce.

TITRE V

Des tontines et des Sociétés d'assurances.

Art. 66. — Les associations de la nature des tontines et les sociétés d'assurances sur la vie, mutuelles ou à primes, restent soumises à l'autorisation et à la surveillance du Gouvernement.

Les autres sociétés d'assurances pourront se former sans autorisation. Un règlement d'administration publique déterminera les conditions sous lesquelles elles pourront être constituées.

Art. 67. — Les sociétés d'assurances désignées dans le paragraphe 2 de l'article précédent, qui existent actuellement, pourront se placer sous le régime qui sera établi par le règlement d'administration publique, sans l'autorisation du Gouvernement, en observant les formes et les conditions prescrites pour la modification de leurs statuts.

Dispositions diverses

ART. 68. — *Quel que soit leur objet, les sociétés en commandite ou anonymes qui seront constituées dans les formes du Code de commerce ou de la présente loi, seront commerciales et soumises aux lois et usages du commerce.*

ART. 69. — *Il pourra être consenti hypothèque au nom de toute société commerciale en vertu des pouvoirs de son acte de formation, même sous seing privé, ou des délibérations ou autorisations constatées dans les formes réglées par ledit acte. L'acte d'hypothèque sera passé en forme authentique, conformément à l'article 2127 du Code civil.*

ART. 70. — *Dans les cas où les sociétés ont continué à payer les intérêts ou dividendes des actions, obligations ou tous autres titres remboursables par suite d'un tirage au sort, elles ne peuvent répéter ces sommes lorsque le titre est présenté au remboursement.*

Dispositions transitoires.

Pour les sociétés par actions en commandite ou anonymes déjà existantes, sans distinction entre celles antérieures à la loi du 24 juillet 1867 et celles postérieures, il n'est pas dérogé à la faculté qu'elles peuvent avoir de convertir leurs actions en titres au porteur avant libération intégrale.

Quant aux actions nominatives des mêmes sociétés, les deux ans après lesquels tout souscripteur ou actionnaire qui a cédé son titre cesse d'être responsable des versements appelés ne courront, à l'égard des créanciers antérieurs à la présente loi, qu'à partir de l'entrée en vigueur de la loi, et sauf application de l'article 2257 du Code civil pour les créances conditionnelles ou à terme et les actions en garantie.

Les disposions de l'article 8, celles de l'article 42 s'appliquent aux sociétés déjà constituées sous l'empire de la loi du 24 juillet 1867.

. *Dans les mêmes sociétés, l'action en nullité résultant des articles 7 et 41 ne sera plus recevable si les causes de nullité ont cessé d'exister au moment de la présente loi.*

En tout cas, l'action en responsabilité pour les faits dont la nullité résultait ne cessera d'être recevable que trois ans après la présente loi.

Les sociétés civiles actuellement constituées sous d'autres formes pourront, si leurs statuts ne s'y opposent pas, se transformer en sociétés en commandite ou en sociétés anonymes par décision d'une assemblée générale spécialement convoquée et réunissant les conditions tant de l'acte social que de l'article 31 ci-dessus.

NOTE

concernant les droits à acquitter sur les Actions et Obligations

DES SOCIÉTÉS
COMPAGNIES ET ENTREPRISES FRANÇAISES
ET SUR LES EMPRUNTS DE TOUTE NATURE DES SOCIÉTÉS
PAR ACTIONS

DISPOSITIONS GÉNÉRALES

DÉCLARATIONS D'EXISTENCE. — Les Compagnies, Sociétés et Entreprises françaises, dont le capital est divisé en actions, et toutes les Sociétés qui émettent des obligations sont tenues de faire, à celui des bureaux de l'enregistrement de leur siège social désigné par l'Administration (à PARIS, dans les bureaux de Sociétés établis, RUE DE LA BANQUE, Nº 13), une déclaration d'EXISTENCE constatant l'objet, le siège, la durée de la Société, la date des actes constitutifs, les noms des directeurs ou gérants, le nombre et le montant des titres émis, en distinguant : 1º les actions des obligations ; 2º les titres nominatifs dont la transmission ne peut s'opérer que par un transfert sur les registres de la société, des titres au porteur et des titres nominatifs qui sont cessibles sans transfert.

Cette déclaration doit être faite dans le délai d'un mois à compter de la constitution définitive de la société ou de l'émission des obligations sous peine d'une amende de 100 à 5.000 francs en principal. — Elle est accompagnée : 1º d'un exemplaire des statuts, imprimé ou manuscrit, certifié par le représentant de la société ; 2º d'un exemplaire du journal dans lequel les publications légales ont été faites.

DÉCLARATIONS SUPPLÉMENTAIRES. — En cas de modifications dans la constitution sociale, de changement de siège, de remplacement du directeur ou gérant, d'émission de titres nouveaux, lesdites sociétés, compagnies et entreprises, doivent en faire la déclaration au bureau qui leur a été désigné pour le paiement de leurs taxes, dans le délai d'un mois, sous peine d'une amende de 100 à 5.000 francs, outre les décimes. *(Loi du 23 Juin 1837, article 10. — Décret du 17 Juillet 1857, articles 1er et 12).*

REGISTRES A SOUCHE. — Tous les titres ou certificats d'actions et d'obligations doivent être tirés d'un registre à souche, sous peine d'une amende de 12 %, en principal, du montant de chaque action, et d'une amende de 10 % du montant de chaque obligation *(Loi du 5 Juin 1850, articles 16, 18, 28 et 29).*

COMMUNICATIONS. — Les sociétés sont tenues de communiquer aux agents de l'enregistrement, à toute réquisition, les registres à souche des actions et obligations, les registres de transferts et conversions, toutes les pièces et documents relatifs aux transferts et conversions, les documents et écritures relatifs aux lots et primes de remboursement, leurs livres, registres, titres, pièces de recettes, de dépenses et comptabilité, afin que ces agents s'assurent de l'exécution des lois sur l'enregistrement et le timbre. Elles doivent, en outre, leur laisser prendre, sans frais, les renseignements, extraits et copies qui sont nécessaires dans l'intérêt du Trésor public. Le tout à peine d'une amende de 100 à 5.000 francs, en principal, pour chaque refus. *(Loi du 5 Juin 1850, articles 16 et 28. — Loi du 23 Juin 1857, article 10. — Décret du 17 Juillet 1857, article 9. — Loi du 23 Août 1871, article 22. — Loi du 21 Juin 1875, article 7. — Décret du 15 Décembre 1875, article 4).*

Timbre au comptant. — Chaque titre ou certificat d'*action* est soumis au timbre proportionnel de 60 centimes par 100 francs, décimes compris, pour les sociétés dont la durée n'excède pas dix ans et de 1 fr. 20 centimes par 100 francs pour celles dont la durée excède dix ans. — Le droit est perçu sur le capital nominal des actions ; à défaut de capital nominal, le droit se calcule sur le capital réel, dont la valeur est déterminée par une déclaration estimative des parties. *(Lois des 5 Juin 1850, article 14, et 23 août 1871, article 2.)*

Les titres d'*obligations* des sociétés sont assujettis au timbre proportionnel de 1 fr. 20 c., décimes compris, du montant des titres. *(Lois des 5 Juin 1850, article 27, et 23 août 1871, article 2).*

L'avance des droits sur les actions et les obligations est faite par les sociétés, et la perception de ces droits est établie sur les sommes et valeurs, de vingt francs en vingt francs, inclusivement et sans fraction. *(Loi du 5 Juin 1850, article 14 et 27).*

Timbre par abonnement. — Les sociétés, compagnies et entreprises peuvent s'affranchir du paiement des droits au comptant, en contractant avec l'Etat un abonnement pour toute la durée de la société, en ce qui concerne les actions, et pour toute la durée des titres, en ce qui concerne les obligations.

Le droit d'abonnement est annuel et de 6 centimes (décimes compris) par 100 francs du capital nominal de chaque action, et du montant du titre pour les obligations ; à défaut de capital nominal, le droit est perçu sur le capital réel, dont la valeur est déterminée par une déclaration estimative des parties.

Le paiement en est fait, à la fin de chaque trimestre,

sans avis préalable, au bureau désigné par l'Administration *(Loi des 5 Juin 1850, articles 22 et 31 ; 23 août 1871, article 2, et 30 Mars 1872, article 3).*

Pour être admises à souscrire l'abonnement, les sociétés doivent produire un extrait sur timbre de la délibération du conseil d'administration déléguant un administrateur pour signer la déclaration d'abonnement.

SOCIÉTÉS EN LIQUIDATION. — Sont dispensées du droit d'abonnement, *sur les actions seulement*, les sociétés qui, depuis leur abonnement, se seront mises ou auront été mises en liquidation. *(Loi du 5 Juin 1850, article 24).*

SOCIÉTÉS IMPRODUCTIVES. — Les sociétés, qui, postérieurement à leur abonnement, n'auront dans les deux dernières années, payé ni dividendes, ni intérêts aux actionnaires, seront aussi dispensées du droit *sur les actions*, tant qu'il n'y aura pas de répartition de dividendes ou de paiement d'intérêts. *(Loi du 5 Juin 1850, article 24).*

TRANSMISSION

TRANSFERTS ET CONVERSIONS. — Les *tranferts* de titres d'actions et d'obligations sont assujettis au droit de 5o centimes °/₀, sans décimes, de la valeur négociée, déduction faite des versements restant à faire. *(Lois des 23 Juin 1857, article 6; 3o Mars 1872, article 1ᵉʳ, et 29 Juin 1872, article 3).* Sont exempts du droit : les transferts à titre de garantie, n'emportant pas mutation de propriété, et les transferts d'ordre. *(Décret du 17 Juillet 1857, article 4).*

Les *conversions* de titres nominatifs en titres au porteur, et réciproquement, sont assujettis au même droit de 5o centimes °/₀. Le droit est calculé, pour les titres cotés, d'après le dernier cours moyen de la Bourse, déduction faite des versements restant à faire, et, pour les autres titres, d'après une évaluation. *(Loi du 23 Juin 1857, article 8.*

— Décret du 17 Juillet 1857, articles 3 et 8. — Loi du 3o Mars 1872, article 1er.)

TAXE ANNUELLE SUR LES TITRES AU PORTEUR. — Les titres au porteur et ceux dont la transmission peut s'opérer sans un transfert sur les registres de la société sont assujettis à une taxe annuelle et obligatoire de 20 centimes par 100 francs, sans décimes. Le droit est calculé d'après le cours moyen de l'année précédente, déduction faite des versements restant à faire et à défaut de cours pendant cette année d'après une évaluation. *(Lois des 23 Juin 1857, article 6 ; 3o Mars 1872, article 1er, et 29 Juin 1872, article 3).*

PAIEMENT DES DROITS. — Le paiement des droits de transfert et de conversion et de la taxe sur les titres au porteur doit être effectué par la société, au bureau désigné par l'Administration, dans les vingt premiers jours de janvier, avril, juillet et octobre, *sans avis préalable,* sous peine d'une amende de 100 à 5.000 francs. *(Loi du 23 Juin 1857, articles 7 et 10. — Décret du 17 Juillet 1857, articles 2 et 5).*

Lors du paiement des droits, les sociétés doivent déposer au bureau, sous peine d'une amende de 100 à 5.000 francs : 1° le relevé des transferts et conversions passibles du droit; 2° le relevé des transferts d'ordre ou à titre de garantie, auxquels sont annexées les pièces justifiant l'exemption des droits ; 3° l'état des titres au porteur existant au dernier jour du trimestre. Cet état doit être déposé dans tous les cas, lors même que les titres sont *sans valeur* et qu'il n'y a pas de droit à payer.

Les états et relevés sont certifiés véritables par les directeurs ou gérants. *(Loi du 23 juin 1857, articles 7 et 10. — Décret du 17 Juillet 1857, articles 4 et 6.)*

REVENU

ACTIONS, OBLIGATIONS, EMPRUNTS, LOTS ET PRIMES DE REMBOURSEMENT. — Il est établi une taxe annuelle de 4 % :

1º Sur les intérêts, dividendes, revenus et tous autres produits des *actions* de toute nature des sociétés ;

2º Sur les arrérages et intérêts annuels des *emprunts* et *obligations* des sociétés ;

3º Sur les *lots* et *primes de remboursement* payés aux créanciers et aux porteurs d'obligations, effets publics et tous autres titres d'emprunts. *(Loi des 29 Juin 1872, article 1er ; 21 Juin 1875, article 5, et 26 Décembre 1890, article 4.)*

ASSIETTE DE L'IMPÔT. — La valeur passible de la taxe est déterminée :

1º Pour les *actions*, par le dividende fixé d'après les délibérations des assemblées générales d'actionnaires ou des conseils d'administration, les comptes rendus ou tous autres documents analogues ;

2º Pour les *obligations* ou *emprunts*, par l'intérêt ou le revenu distribué dans l'année ;

3º Pour les *lots,* par le montant même du lot en valeurs françaises ;

4º Pour les *primes*, par la différence entre la somme remboursée et le taux d'émission des emprunts. *(Lois des 29 Juin 1872, article 2 ; 21 Juin 1875, article 5 et 26 Décembre 1890, article 4. — Décret du 15 Décembre 1875, articles 1er et 2.)*

AVANCE ET PAIEMENT DES TAXES PAR LES SOCIÉTÉS. — La taxe est avancée et payée par les sociétés au bureau chargé du recouvrement de la taxe d'abonnement au timbre et des droits de transmission, savoir :

1º Pour les obligations, emprunts et autres valeurs dont le revenu est fixé et déterminé à l'avance, en quatre termes égaux, d'après les produits annuels de ces valeurs ;

2º Pour les actions et emprunts à revenu variable en quatre termes égaux, déterminés provisoirement d'après le résultat du dernier exercice réglé et calculé sur les 4/5 du revenu, s'il en a été distribué, et en ce qui concerne les sociétés nouvellement créées, sur le produit évalué à 5 % du capital appelé ;

3° Pour les lots et primes de remboursement, en une seule fois. *(Décrets des 6 Décembre 1872, article 1er, et 15 Décembre 1875, article 3.)*

Époque du paiement des taxes. — La taxe doit être payée, sous peine d'une amende de 100 à 5.000 francs et *sans avis préalable*, pour les actions, obligations et emprunts, dans les vingt premiers jours de janvier, avril, juillet et octobre, et pour les lots et primes, dans les vingt jours qui suivront la date fixée pour le paiement de ces lots et primes. *(Loi du 29 Juin 1872, article 5. — Décrets des 6 Décembre 1872, article 2, et 15 Décembre 1875, article 3.)* — Quand le dernier jour du délai est férié, la taxe doit être payée la veille.

Liquidation définitive. — En ce qui concerne les actions et emprunts à revenu variable, chaque année, après la clôture des écritures relatives à l'exercice, il est procédé à une liquidation définitive de la taxe due pour l'exercice entier. Si de cette liquidation il résulte un complément de taxe au profit du Trésor, il est immédiatement acquitté. Dans le cas contraire, l'excédent versé est imputé sur l'exercice courant, ou remboursé si la société est arrivée à son terme, ou si elle cesse de donner des revenus. *(Décret du 6 Décembre 1872, article 1er n° 2.)*

La liquidation définitive de la taxe a lieu au moment du dépôt indiqué ci-après, des comptes rendus et extraits des délibérations des assemblées générales d'actionnaires, ou des conseils d'administration, ou de tous autres documents analogues fixant le dividende distribué. *(Décret du 6 Décembre 1872, article 2.)*

Dépôt des comptes rendus et délibérations. —. Les sociétés doivent déposer au bureau *dans les vingt jours de leur date*, sous peine d'une amende de 100 à 5.000 francs, les comptes rendus (copies entières) et les extraits des délibérations des conseils d'administration ou des assemblées générales des actionnaires, fixant le dividende. *(Loi du 29 Juin 1872, articles 2 et 5.)* Ces pièces peuvent être rédigées sur papier non timbré. *(Instr. n° 2,457.)*

DÉPÔT DES PROCÈS-VERBAUX DE TIRAGE. — Les sociétés doivent déposer au même bureau et sous la même peine, dans les vingt jours qui suivent le jour fixé pour le paiement des lots et primes de remboursement, une copie certifiée du procès-verbal de tirage au sort avec un état indiquant pour chaque tirage : 1° le nombre des titres amortis ; 2° le taux d'émission de ces titres, s'il s'agit de primes de remboursements ; 3° le montant des lots et des primes échus aux titres sortis ; 4° la somme sur laquelle la taxe est exigible. *(Loi du 21 Juin 1875, article 5. — Décret du 15 Décembre 1875, article 3).*

NOTA. — Les formules imprimées sur lesquelles doivent être rédigées les déclarations d'existence, les états et relevés périodiques prescrits par la loi, pour la liquidation et le paiement des trois taxes (abonnement au timbre, transmission et impôt sur le revenu), seront remises gratuitement, dans les bureaux de l'Enregistrement, des Domaines et du Timbre, aux représentants des sociétés et compagnies.
Les formules imprimées nécessaires pour la rédaction des déclarations, états et relevés prescrits par la loi sont délivrées sans frais, aux sociétés et compagnies sur la demande des directeurs et gérants.

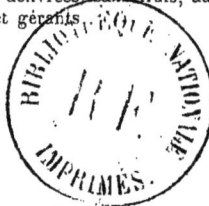

www.ingramcontent.com/pod-product-compliance
Lightning Source LLC
Chambersburg PA
CBHW060459200326
41520CB00017B/4843